57 Soluciones Con Jugos Rápidos Para la Diarrea y los Dolores Estomacales:

Recetas de Jugos Orgánicas Que Le Ayudarán a Recuperarse Rápidamente

Por

Joe Correa CSN

DERECHOS DE AUTOR

Esta publicación está diseñada para proveer información precisa y autoritaria respecto al tema en cuestión. Es vendido con el entendimiento de que ni el autor ni el editor están envueltos en brindar consejo médico. Si éste fuese necesario, consultar con un doctor. Este libro es considerado una guía y no debería ser utilizado en ninguna forma perjudicial para su salud. Consulte con un médico antes de iniciar este plan nutricional para asegurarse que sea correcto para usted.

RECONOCIMIENTOS

Este libro está dedicado a mis amigos y familiares que han tenido una leve o grave enfermedad, para que puedan encontrar una solución y hacer los cambios necesarios en su vida.

57 Soluciones Con Jugos Rápidos Para la Diarrea y los Dolores Estomacales:

Recetas de Jugos Orgánicas Que Le Ayudarán a Recuperarse Rápidamente

Por

Joe Correa CSN

CONTENIDOS

ACERCA DEL AUTOR

Luego de años de investigación, honestamente creo en los efectos positivos que una nutrición apropiada puede tener en el cuerpo y la mente. Mi conocimiento y experiencia me han ayudado a vivir más saludablemente a lo largo de los años y los cuales he compartido con familia y amigos. Cuanto más sepa acerca de comer y beber saludable, más pronto querrá cambiar su vida y sus hábitos alimenticios.

La nutrición es una parte clave en el proceso de estar saludable y vivir más, así que empiece ahora. El primer paso es el más importante y el más significativo.

INTRODUCCIÓN

57 Soluciones Con Jugos Rápidos Para la Diarrea y los Dolores Estomacales: Recetas de Jugos Orgánicas Que Le Ayudarán a Recuperarse Rápidamente

Por Joe Correa CSN

Las heces sueltas y acuosas frecuentes causadas por una mayor secreción de líquido en el intestino y una menor absorción de líquido del intestino se conocen como diarrea. Esta condición generalmente dura solo un par de días y desaparece por sí sola. En algunos casos más graves, la diarrea puede durar hasta 3-4 semanas y, a veces incluso convertirse en una enfermedad crónica.

La diarrea es una afección médica que puede afectar a la mayoría de la población, independientemente de su edad o sexo. La mayoría de los adultos en los Estados Unidos tienen diarrea al menos una vez al año. Los niños, por otro lado, tienden a sufrir diarrea más a menudo, en promedio dos veces al año.

La diarrea puede ser causada por diferentes factores. Los más comunes incluyen:

- Comida o agua contaminada

- Diferentes virus

- Algunos parásitos encontrados en comida o agua

- Varios medicamentos

- Problemas con la digestión de ciertos alimentos y las intolerancias alimentarias (como la intolerancia a la lactosa)

- Enfermedades del tracto digestivo

- Síndrome del intestino irritable

La diarrea a menudo es seguida por síntomas comunes y reconocibles, como dolor agudo y calambres en el abdomen, una necesidad urgente e incontrolable de usar el baño y heces líquidas. Naturalmente, esta condición puede causar deshidratación, que puede ser bastante peligrosa, especialmente para los recién nacidos y las personas mayores. En este caso, se necesita atención médica urgente.

Cuando se trata de tratamiento, en la mayoría de los casos, la diarrea desaparece por sí sola. Sin embargo, la rehidratación es extremadamente importante para reemplazar los líquidos perdidos en el cuerpo. A las personas que padecen diarrea a menudo se les recomienda beber mucha fruta y jugos de vegetales, refrescos sin cafeína y caldos. En casos más graves, a menudo se recetan soluciones de rehidratación oral.

Este libro contiene algunas fantásticas recetas de jugo que fueron cuidadosamente seleccionadas para ayudar a eliminar la diarrea y rehidratar todo el cuerpo. Estos jugos se basan en frutas y verduras frescas que tienen la capacidad de limpiar todo el tracto digestivo y ayudar a su cuerpo a sanar en un par de días. Además, estos jugos tardan solo un par de minutos en prepararse, lo que significa que puede disfrutarlos durante todo el día.

Pruebe estos jugos y vea cuáles le gustan más.

COMPROMISO

Para mejorar mi condición, yo (su nombre), me comprometo a comer más de estos alimentos a diario y a hacer ejercicio por lo menos 30 minutos diarios:

- Bayas (especialmente arándanos), melocotones, cerezas, manzanas, damascos, naranjas, zumo de limón, pomelo, mandarinas, mandarinas, peras, etc.
- Brócoli, espinaca, verdes de ensalada, batatas, palta, alcachofa, maíz bebé, zanahorias, apio, coliflor, cebollas, etc.
- Granos integrales, avena cortada con acero, avena, quinua, cebada, etc.
- Frijoles negros, judías rojas, garbanzos, lentejas, etc.
- Nueces y semillas incluidas: nueces, anacardos, linaza, semillas de sésamo, etc.
- Pescado
- 8 - 10 vasos de agua

Firma aquí

X_____

57 SOLUCIONES CON JUGOS RÁPIDOS PARA LA DIARREA Y LOS DOLORES ESTOMACALES

1.   Jugo de Banana y Arándanos

Ingredientes:

2 bananas grandes, sin piel

1 taza arándanos frescos

1 rábano mediano, en rodajas

1 cucharada de menta fresca, en trozos

1 taza coliflor, en trozos

¼ taza agua

Preparación:

Pelar las bananas y cortar en rodajas finas. Dejar a un lado.

Lavar los arándanos bajo agua fría. Colar y dejar a un lado.

Lavar el rábano y recortar las partes verdes. Trozar y dejar a un lado.

Recortar las hojas externas de la coliflor. Lavar y trozar. Reservar el resto en la nevera.

Combinar las bananas, arándanos, rábano, coliflor y menta en una juguera. Pulsar.

Transferir a un vaso y añadir el agua de coco.

Agregar hielo y servir.

Información nutricional por porción: Kcal: 232, Proteínas: 5.2g, Carbohidratos: 98.9g, Grasas: 1.7g

2.   Jugo de Alcachofa y Brotes de Bruselas

Ingredientes:

1 alcachofa grande, en trozos

1 taza Brotes de Bruselas, en trozos

1 taza verdes de mostaza, en trozos

1 manzana roja deliciosa mediana, sin piel y sin centro

½ cucharadita de canela molida fresca

½ taza agua de coco, sin endulzar

1 cucharadita de miel

Preparación:

Recortar las hojas externas de la alcachofa, lavar bien y trozar. Dejar a un lado.

Lavar los brotes de Bruselas y recortar las hojas externas. Trozar y dejar a un lado.

Poner los verdes de mostaza en un colador grande y lavar bajo agua fría. Trozar y dejar a un lado.

Lavar la manzana y remover el centro. Trozar y dejar a un lado.

Poner la alcachofa, brotes de Bruselas, verdes de mostaza y manzana en una juguera. Pulsar.

Transferir a vasos y añadir la canela, agua de coco y miel.

Agregar hielo y servir inmediatamente.

Información nutricional por porción: Kcal: 195, Proteínas: 13.7g, Carbohidratos: 63.4g, Grasas: 1.3g

3.   Jugo de Remolacha

Ingredientes:

1 taza remolacha, recortada

1 taza verdes de remolacha, en trozos

1 taza coliflor, en trozos

1 taza chirivías, en trozos

2 cucharadas de menta fresca, picada

Preparación:

Lavar la remolacha y recortar las partes verdes. Trozar junto con los verdes y dejar a un lado.

Lavar las chirivías y cortar en rodajas gruesas. Dejar a un lado.

Recortar las hojas externas de la coliflor. Lavar y trozar. Dejar a un lado.

Combinar la remolacha, verdes de remolacha, coliflor y chirivías en una juguera. Pulsar.

Transferir a vasos y refrigerar por 10 minutos. Decorar con menta fresca antes de servir.

Información nutricional por porción: Kcal: 167, Proteínas: 9.8g, Carbohidratos: 52.8g, Grasas: 1.6g

4.   Jugo de Manzana y Chía

Ingredientes:

1 manzana dulce crujiente pequeña, sin centro

1 taza pepino, en rodajas

½ pimiento rojo, sin semillas

½ pimiento amarillo, sin semillas

3 cucharadas de semillas de chía

Preparación:

Pelar el pepino y cortarlo en rodajas. Rellenar un vaso medidor y reservar el resto en la nevera.

Lavar los pimientos y cortarlos por la mitad. Remover las semillas y trozar una mitad. Poner en un tazón. Reservar el resto en la nevera.

Lavar la manzana y remover el centro. Trozar y dejar a un lado.

Combinar el pepino, pimientos y manzana en una juguera. Transferir a un vaso y añadir las semillas de chía.

Refrigerar 15 minutos antes de servir.

Información nutricional por porción: Kcal: 136, Proteínas: 4.3g, Carbohidratos: 31.2g, Grasas: 6.1g

5.   Jugo de Banana y Damasco

Ingredientes:

1 banana grande, en trozos

1 damasco grande, sin carozo

1 taza floretes de coliflor, en trozos

1 taza brócoli, en trozos

Preparación:

Pelar la banana y trozarla. Dejar a un lado.

Lavar el damasco y cortarlo por la mitad. Remover el carozo y trozar. Dejar a un lado.

Lavar los floretes de coliflor bajo agua fría. Colar y dejar a un lado.

Poner el brócoli en un colador y lavar bajo agua fría. Trozar y dejar a un lado.

Combinar la banana, damasco, pomelo y brócoli en una juguera. Transferir a un vaso y refrigerar 30 minutos antes de servir.

Información nutricional por porción: Kcal: 229, Proteínas: 6.5g, Carbohidratos: 67.2g, Grasas: 1.3g

6.   Jugo de Manzana y Zanahoria

Ingredientes:

1 manzana dorada deliciosa grande, sin piel y sin centro

1 zanahoria grande, en rodajas

½ taza de zapallo calabaza, en trozos

1 cucharada de menta fresca, picada

1 banana grande, en rodajas

¼ cucharadita de jengibre molido

Preparación:

Lavar la manzana y remover el centro. Trozar y dejar a un lado.

Lavar la zanahoria y trozarla. Dejar a un lado.

Pelar el zapallo calabaza y remover las semillas. Cortar en cubos y reservar el resto en la nevera.

Pelar la banana y cortarla en rodajas. Dejar a un lado.

Combinar la manzana, zanahoria, zapallo calabaza y banana en una juguera. Pulsar

Transferir a un vaso y añadir la menta para más sabor.

Agregar hielo y servir.

Información nutricional por porción: Kcal: 372, Proteínas: 5.5g, Carbohidratos: 73.4g, Grasas: 1.4g

7.   Jugo de Puerro y Brotes de Bruselas

Ingredientes:

2 puerros enteros, en trozos

1 taza de Brotes de Bruselas, en trozos

1 taza de perejil, en trozos

Un puñado de espinaca, en trozos

½ taza de agua

Preparación:

Lavar los puerros y trozarlos. Dejar a un lado.

Lavar los brotes de Bruselas y recortar las hojas externas. Cortarlos por la mitad y dejar a un lado.

Lavar el perejil bajo agua fría y dejar a un lado.

Lavar la espinaca y dejar a un lado.

Combinar los puerros, brotes de Bruselas, perejil y espinaca en una juguera. Transferir a vasos y añadir el agua.

Refrigerar 10 minutos antes de servir.

Información nutricional por porción: Kcal: 120, Proteínas: 6.4g, Carbohidratos: 46.2g, Grasas: 1.8g

8.   Jugo de Repollo y Zanahoria

Ingredientes:

2 tazas de repollo verde, rallado

1 taza de zanahorias, en trozos

2 manzanas Granny Smith pequeñas, sin centro

1 banana grande, sin piel

1 cucharada de miel cruda

Preparación:

Lavar el repollo y trozarlo. Dejar a un lado.

Lavar y trozar las zanahorias. Dejar a un lado.

Pelar las manzanas y cortarlas por la mitad. Remover el centro y trozar. Dejar a un lado.

Pelar la banana y cortarla en rodajas. Dejar a un lado.

Combinar el repollo, zanahorias, manzanas y banana en una juguera. Pulsar.

Transferir a vasos y añadir la miel.

Agregar cubos de hielo y servir inmediatamente.

Información nutricional por porción: Kcal: 219, Proteínas: 6.9g, Carbohidratos: 69g, Grasas: 1.5g

9.   Jugo de Arce y Durazno

Ingredientes:

1 durazno grande, sin piel

1 taza chirivías, en rodajas

½ taza frutillas, en trozos

3 tazas lechuga, en trozos

1 cucharadita de jarabe de arce

Preparación:

Lavar el durazno y cortarlo por la mitad. Remover el carozo y trozar. Dejar a un lado.

Lavar y pelar las chirivías. Cortar en rodajas gruesas y dejar a un lado.

Lavar las frutillas y remover las hojas. Cortar por la mitad y dejar a un lado.

Lavar la lechuga. Trozar y dejar a un lado.

Combinar el durazno, chirivías, frutillas y lechuga en una juguera. Pulsar. Transferir a vasos y añadir el jarabe de arce.

Agregar hielo y servir inmediatamente.

Información nutricional por porción: Kcal: 186, Proteínas: 5.4g, Carbohidratos: 63.7g, Grasas: 1.1g

10.   Jugo de Mango y Banana

Ingredientes:

1 mango grande

1 banana grande, sin piel

1 guayaba grande, sin piel

¼ taza agua de coco

Preparación:

Pelar y trozar el mango. Dejar a un lado.

Pelar la banana y cortarla en rodajas. Dejar a un lado.

Lavar la guayaba y trozarla. Dejar a un lado.

Combinar el mango, banana y guayaba en una juguera. Transferir a un vaso y añadir el agua de coco.

Agregar algunos cubos de hielo y servir inmediatamente.

Información nutricional por porción: Kcal: 295, Proteínas: 4.4g, Carbohidratos: 88.9g, Grasas: 1.8g

11.   Jugo de Repollo y Manzana

Ingredientes:

1 taza de repollo verde, en trozos

1 manzana Fuji grande, sin centro

1 taza de calabaza, sin semillas y sin piel

1 banana grande, sin piel

¼ cucharadita de polvo de jengibre

Preparación:

Lavar el repollo. Trozar y dejar a un lado.

Lavar la manzana y remover el centro. Trozar y dejar a un lado.

Pelar la calabaza y cortarla por la mitad. Remover las semillas y cortar un gajo grande. Pelarlo y trozarlo. Dejar a un lado.

Pelar la banana y cortarla en rodajas. Dejar a un lado.

Combinar el repollo, manzana, calabaza y banana en una juguera. Transferir a vasos y añadir algunos cubos de hielo.

Refrigerar 10-15 minutos antes de servir.

Información nutricional por porción: Kcal: 228, Proteínas: 5.4g, Carbohidratos: 69.3g, Grasas: 1.5g

12.   Jugo de Rábano y Menta

Ingredientes:

1 rábano mediano, en trozos

1 cucharada de menta fresca, en trozos

1 taza de cantalupo, en cubos

1 taza de verdes de remolacha, en trozos

1 taza de coliflor, en trozos

Preparación:

Lavar el rábano y recortar las partes verdes. Trozar y dejar a un lado.

Remojar la menta en agua por 2 minutos.

Recortar las hojas externas de la coliflor. Lavar y trozar. Reservar el resto en la nevera.

Cortar el cantalupo por la mitad. Remover las semillas y pulpa. Cortar dos gajos y pelarlos. Trozar y dejar a un lado. Reservar el resto en la nevera.

Lavar los verdes de remolacha y romper con las manos. Dejar a un lado.

Combinar el cantalupo, verdes de remolacha, rábano, coliflor y menta en una juguera. Pulsar.

Transferir a vasos y añadir hielo antes de servir.

Información nutricional por porción: Kcal: 123, Proteínas: 8.1g, Carbohidratos: 37.7g, Grasas: 1.1g

13.　　Jugo de Uva y Brócoli

Ingredientes:

½ taza de uvas negras

1 taza brócoli, en trozos

1 pera mediana, en trozos

1 taza de espinaca, en trozos

1 rodaja pequeña de jengibre, sin piel

Preparación:

Lavar la pera y remover el centro. Trozar y dejar a un lado.

Lavar y trozar el brócoli. Rellenar un vaso medidor y reservar el resto en la nevera.

Lavar las uvas bajo agua fría y dejar a un lado.

Lavar la espinaca y trozar con las manos. Dejar a un lado.

Pelar la rodaja de jengibre y dejar a un lado.

Combinar la pera, uvas, naranjas, espinaca y jengibre en una juguera, y pulsar.

Transferir a vasos y refrigerar 15 minutos antes de servir.

Información nutricional por porción: Kcal: 217, Proteínas: 6.2g, Carbohidratos: 75.4g, Grasas: 1.2g

14.   Jugo de Espinaca y Coco

Ingredientes:

2 tazas espinaca fresca

½ taza de agua de coco, sin endulzar

1 taza de brócoli, en trozos

1 cucharada de miel cruda

Algunas hojas de menta

Preparación:

Lavar el brócoli y recortar las hojas externas. Dejar a un lado.

Lavar la espinaca bajo agua fría. Colar y romper con las manos. Dejar a un lado.

Combinar el brócoli y espinaca en una juguera. Pulsar.

Transferir a vasos y añadir la miel. Decorar con hojas de menta.

Agregar hielo y servir inmediatamente.

Información nutricional por porción: Kcal: 171, Proteínas: 14.8g, Carbohidratos: 54.5g, Grasas: 2.17g

15.   Jugo de Sandía y Espinaca

Ingredientes:

2 tazas sandía, en trozos

2 tazas espinaca, en trozos

2 tazas frutillas frescas, en trozos

1 banana mediana, sin piel

½ cucharadita de canela molida

1 cucharadita de miel cruda

Preparación:

Cortar la sandía por la mitad. Cortar dos gajos y pelarlos. Trozar y remover las semillas. Rellenar un vaso medidor y reservar el resto en la nevera.

Lavar y trozar la espinaca. Dejar a un lado.

Lavar las frutillas bajo agua fría y remover las hojas. Trozar y dejar a un lado.

Pelar la banana y trozarla. Dejar a un lado.

Combinar las frutillas, melón, espinaca y banana en una juguera. Pulsar. Transferir a un vaso y añadir la miel y canela.

Refrigerar 10 minutos antes de servir.

Información nutricional por porción: Kcal: 349, Proteínas: 7.6g, Carbohidratos: 104.9g, Grasas: 3.2g

16.   Jugo de Arándanos y Coco

Ingredientes:

2 tazas frutillas, en trozos

1 taza arándanos

½ taza agua de coco, sin endulzar

1 cucharadita de néctar de agave

Preparación:

Combinar los arándanos y frutillas en un colador, y lavar bajo agua fría. Dejar a un lado.

Pelar la naranja y dividirla en gajos. Usar la mitad de los gajos y reservar el resto.

Combinar los arándanos y frutillas en una juguera. Transferir a vasos y añadir el agua de coco y néctar de agave.

Agregar hielo o refrigerar antes de servir.

Información nutricional por porción: Kcal: 246, Proteínas: 4.7g, Carbohidratos: 74.2g, Grasas: 1.7g

17.   Jugo Dulce de Banana y Banana

Ingredientes:

2 manzanas Granny Smith grandes, sin centro y en trozos

1 banana grande, sin piel

1 cucharadita de miel cruda

½ cucharadita de jengibre molido

Preparación:

Lavar las manzanas y remover el centro. Trozar y dejar a un lado.

Pelar la banana y cortarla en rodajas. Dejar a un lado.

Combinar las manzanas y banana en una juguera. Transferir a vasos y añadir la miel y jengibre.

Refrigerar o agregar hielo y servir.

Información nutricional por porción: Kcal: 299, Proteínas: 3.7g, Carbohidratos: 88g, Grasas: 1.1g

18.   Jugo de Pepino y Fuji

Ingredientes:

3 pepinos grandes, sin piel

1 manzana Fuji, sin piel

1 cucharadita de extracto de menta

1 cucharada de menta fresca, en trozos

Preparación:

Lavar los pepinos y cortarlos en rodajas gruesas. Dejar a un lado.

Pelar la manzana y remover el centro. Trozar y dejar a un lado.

Combinar el pepino y manzana en una juguera y pulsar. Transferir a un vaso y añadir el extracto de menta.

Agregar cubos de hielo y servir inmediatamente.

Información nutricional por porción: Kcal: 204, Proteínas: 7.7g, Carbohidratos: 59g, Grasas: 1.3g

19.   Jugo de Banana y Frambuesa

Ingredientes:

1 banana grande, sin piel

1 taza frambuesas frescas

1 taza zapallo calabaza, en trozos

½ taza agua de coco

1 cucharadita de miel

Preparación:

Pelar y trozar la banana. Dejar a un lado.

Lavar las frambuesas bajo agua fría. Colar y dejar a un lado.

Pelar el zapallo calabaza y remover las semillas. Cortar en cubos y reservar el resto en la nevera.

Combinar la banana, frambuesas y zapallo calabaza en una juguera. Transferir a vasos y añadir el agua de coco y miel.

Agregar hielo y servir inmediatamente.

Información nutricional por porción: Kcal: 197, Proteínas: 4.7g, Carbohidratos: 68g, Grasas: 1.3g

20.   Jugo de Col Rizada y Arándanos Agrios

Ingredientes:

1 taza col rizada fresca, en trozos

1 taza arándanos agrios

1 manzana dulce crujiente pequeña, sin centro

¼ taza agua de coco

Preparación:

Pelar los kiwis y cortarlos por la mitad. Dejar a un lado.

Lavar la col rizada y trozarla. Rellenar un vaso medidor y dejar a un lado.

Lavar los arándanos agrios bajo agua fría. Colar y dejar a un lado.

Combinar la col rizada, arándanos agrios y manzana en una juguera. Transferir a un vaso y añadir el agua de coco.

Agregar hielo y servir inmediatamente.

Información nutricional por porción: Kcal: 153, Proteínas: 5.6g, Carbohidratos: 48.4g, Grasas: 1.8g

21. Jugo de Mora y Banana

Ingredientes:

2 tazas moras

1 banana grande, sin piel

2 tazas espinaca, en trozos

2 tazas verdes de remolacha, en trozos

¼ taza agua

Preparación:

Lavar las moras bajo agua fría. Colar y dejar a un lado.

Pelar y trozar la banana. Dejar a un lado.

Combinar la espinaca y verdes de remolacha en un colador, y lavar bien. Trozar y dejar a un lado.

Combinar las moras, banana, espinaca y verdes de remolacha en una juguera. Pulsar.

Transferir a vasos y añadir cubos de hielo antes de servir.

Información nutricional por porción: Kcal: 183, Proteínas: 7.8g, Carbohidratos: 63.1g, Grasas: 1.2g

22.   Jugo de Moras y Nabo

Ingredientes:

1 taza de ciruelas, por la mitad

1 taza de moras frescas

1 taza de verdes de nabo, en trozos

½ cucharadita de jengibre molido

½ taza de agua

Preparación:

Lavar las moras bajo agua fría. Colar y dejar a un lado.

Lavar los verdes de nabo y trozar. Dejar a un lado.

Lavar las ciruelas y cortarlas por la mitad. Remover los carozos y dejar a un lado.

Combinar las ciruelas, moras y verdes de nabo en una juguera, y pulsar.

Transferir a vasos y añadir el jengibre y agua.

Refrigerar 5 minutos antes de servir.

Información nutricional por porción: Kcal: 141, Proteínas: 4.2g, Carbohidratos: 40.3g, Grasas: 1.4g

23.   Jugo de Rábano y Remolacha

Ingredientes:

2 tazas rábanos, en trozos

1 taza de verdes de remolacha, en trozos

1 taza de berro, en trozos

1 cucharada de miel cruda

Preparación:

Lavar los rábanos y recortar las partes verdes. Trozar y dejar a un lado.

Poner los verdes de remolacha y berro en un colador grande. Lavar bajo agua fría y trozar.

Combinar los rábanos, verdes de remolacha y berro en una juguera, y pulsar.

Transferir a vasos y añadir hielo antes de servir.

Información nutricional por porción: Kcal: 147, Proteínas: 5.3g, Carbohidratos: 50g, Grasas: 0.8g

24.   Jugo de Durazno y Espinaca

Ingredientes:

1 durazno grande, en trozos

1 taza espinaca, en trozos

2 manzanas Rojas deliciosas grandes, sin piel y sin centro

1 zanahoria grande, en rodajas

¼ taza agua

Preparación:

Lavar el durazno y cortarlo por la mitad. Remover el carozo y trozar. Dejar a un lado.

Lavar y trozar la espinaca. Dejar a un lado.

Lavar las manzanas y remover el centro. Cortar en rodajas finas y dejar a un lado.

Lavar la zanahoria y cortarla en rodajas gruesas. Dejar a un lado.

Combinar las manzanas, durazno, espinaca y zanahoria en una juguera, y pulsar.

Transferir a vasos y refrigerar 10 minutos antes de servir.

Información nutricional por porción: Kcal: 297, Proteínas: 5.5g, Carbohidratos: 87.5g, Grasas: 1.5g

25. Jugo de Brócoli y Coco

Ingredientes:

2 tazas brócoli crudo, en trozos

½ taza agua de coco

1 taza frambuesas frescas

2 pepinos grandes, sin piel

1 cucharada de miel

Preparación:

Lavar las frambuesas bajo agua fría. Colar y dejar a un lado.

Lavar el brócoli y trozarlo. Dejar a un lado.

Lavar y pelar los pepinos. Cortar en rodajas gruesas y dejar a un lado.

Combinar el brócoli, pepino y frambuesas en una juguera, y pulsar.

Transferir a vasos y añadir el agua de coco y miel.

Agregar hielo y servir.

Información nutricional por porción: Kcal: 192, Proteínas: 10.9g, Carbohidratos: 56g, Grasas: 2.2g

26.   Jugo de Puerro y Brotes de Bruselas

Ingredientes:

1 puerro entero, en trozos

1 taza de Brotes de Bruselas, en trozos

1 manzana verde grande, sin piel y sin semillas

2 tazas de verdes de mostaza, en trozos

1 calabacín mediano, sin piel

1 taza de chirivías, en rodajas

Preparación:

Lavar y trozar el puerro. Dejar a un lado.

Lavar los brotes de Bruselas y recortar las hojas externas. Dejar a un lado.

Lavar la manzana y remover el centro. Trozar y dejar a un lado.

Lavar los verdes de mostaza y romper con las manos. Dejar a un lado.

Lavar el calabacín y cortarlo por la mitad. Remover las semillas. Trozar y dejar a un lado.

Lavar las chirivías y cortar en rodajas gruesas. Dejar a un lado.

Combinar el puerro, brotes de Bruselas, manzana, verdes de mostaza, calabacín y chirivías en una juguera.

Transferir a vasos y refrigerar 5 minutos antes de servir.

Información nutricional por porción: Kcal: 284, Proteínas: 12.3g, Carbohidratos: 83.7g, Grasas: 2.4g

27.   Jugo de Repollo y Manzana

Ingredientes:

1 taza de repollo morado, en trozos

1 manzana Granny Smith, sin centro

1 taza de lechuga de hoja roja, en trozos

1 taza de papaya, en trozos

¼ taza agua de coco

1 cucharadita de jarabe de arce

Preparación:

Combinar la lechuga y repollo en un colador grande. Lavar bajo agua fría. Trozar y dejar a un lado.

Pelar la papaya y cortarla por la mitad. Remover las semillas y pulpa. Trozar y dejar a un lado.

Combinar el repollo, manzana, lechuga y papaya en una juguera. Pulsar.

Transferir a vasos y añadir el agua de coco y jarabe de arce.

Agregar hielo y servir inmediatamente.

Información nutricional por porción: Kcal: 201, Proteínas: 7g, Carbohidratos: 61.7g, Grasas: 1.7g

28.   Jugo de Brócoli y Goji

Ingredientes:

1 taza brócoli, pre cocido

1 taza Bayas de Goji

1 naranja grande, sin piel

1 pepino grande, sin piel

2 cucharadita de jarabe de arce

Preparación:

Lavar y trozar el brócoli. Dejar a un lado.

Poner las bayas de Goji en un tazón mediano. Añadir 1 taza de agua y dejar remojar por 30 minutos.

Lavar el pepino y cortarlo en rodajas gruesas. Dejar a un lado.

Combinar el brócoli, bayas de Goji y pepino en una juguera. Pulsar.

Transferir a vasos y añadir la miel.

Agregar hielo y servir.

Información nutricional por porción: Kcal: 193, Proteínas: 9.4g, Carbohidratos: 66g, Grasas: 1.7g

29.   Jugo de Vainilla y Banana

Ingredientes:

1 banana grande, en rodajas

1 manzana Fuji grande, sin centro

1 cucharadita de extracto puro de vainilla, sin azúcar

¼ taza agua de coco

Preparación:

Pelar la banana y cortarla en rodajas. Dejar a un lado.

Lavar la manzana y remover el centro. Trozar y dejar a un lado.

Combinar la banana y manzana en una juguera y pulsar.

Transferir a un vaso y añadir el extracto de vainilla y agua de coco.

Refrigerar 10 minutos antes de servir.

Información nutricional por porción: Kcal: 292, Proteínas: 6.9g, Carbohidratos: 96g, Grasas: 2g

30. Jugo de Banana y Manzana

Ingredientes:

1 taza banana, en rodajas

1 manzana pequeña, sin piel y sin semillas

1 taza hojas de menta fresca, picada

¼ cucharadita de nuez moscada molida

¼ cucharadita de canela molida

1 cucharada de jarabe de arce

¼ taza agua

Preparación:

Pelar la banana y cortarla en rodajas finas. Rellenar un vaso medidor y reservar el resto en la nevera.

Lavar la manzana y remover el centro. Trozar y dejar a un lado.

Combinar la banana, manzana y menta en una juguera. Transferir a un vaso y añadir la nuez moscada, canela, jarabe de arce y agua.

Decorar con hojas de menta y refrigerar antes de servir.

Agregar hielo y servir inmediatamente.

Información nutricional por porción: Kcal: 141, Proteínas: 1.5g, Carbohidratos: 41.2g, Grasas: 0.4g

31. Jugo de Banana y Arándanos

Ingredientes:

1 banana grande, en rodajas

1 taza arándanos

1 cucharadita de linaza

½ taza apio, en trozos

1 cucharada de miel

Preparación:

Pelar la banana y trozarla. Dejar a un lado.

Lavar los arándanos bajo agua fría. Colar y dejar a un lado.

Lavar y trozar el apio. Dejar a un lado.

Combinar la banana, arándanos y apio en una juguera. Transferir a un vaso y añadir la linaza y miel.

Agregar algunos cubos de hielo antes de servir.

Información nutricional por porción: Kcal: 177, Proteínas: 6.5g, Carbohidratos: 44.6g, Grasas: 2.6g

32.   Jugo de Col Rizada y Frutilla

Ingredientes:

1 taza de col rizada fresca, en trozos

1 taza de frutillas frescas

½ cucharadita de jengibre molido

¼ taza agua de coco

Preparación:

Lavar la col rizada bajo agua fría. Trozar y dejar a un lado.

Lavar las frutillas y remover las hojas. Trozar y dejar a un lado.

Combinar la col rizada y frutillas en una juguera, y pulsar.

Transferir a vasos y añadir el jengibre y agua de coco. Agregar hielo antes de servir.

Información nutricional por porción: Kcal: 120, Proteínas: 5.9g, Carbohidratos: 38.6g, Grasas: 1.8g

33.   Jugo de Manzana y Mango

Ingredientes:

1 manzana Granny Smith mediana, en trozos

1 taza de trozos de mango

1 taza de trozos de guayaba

1 cucharada de hojas de menta fresca

½ taza de agua de coco

Preparación:

Lavar la manzana y cortarla por la mitad. Remover el centro y trozar. Dejar a un lado.

Pelar y trozar el mango. Dejar a un lado.

Lavar la guayaba y trozarla.

Transferir a un vaso y añadir el agua de coco.

Decorar con hojas de menta y agregar hielo antes de servir.

Información nutricional por porción: Kcal: 187, Proteínas: 3.6g, Carbohidratos: 54.2g, Grasas: 1.3g

34.   Jugo de Zanahoria y Chirivías

Ingredientes:

3 zanahorias grandes, en rodajas

1 taza de chirivías, en rodajas

2 manzanas Fuji grandes, sin piel y sin centro

1 cucharada de albahaca fresca, picada

¼ taza de agua

Preparación:

Lavar las manzanas y cortarlas por la mitad. Remover el centro y trozar. Dejar a un lado.

Lavar las zanahorias y chirivías y cortar en rodajas gruesas. Dejar a un lado.

Combinas las zanahorias, chirivías y manzanas en una juguera, y pulsar.

Transferir a vasos y añadir el agua. Decorar con hojas de albahaca y refrigerar antes de servir.

Información nutricional por porción: Kcal: 332, Proteínas: 5.4g, Carbohidratos: 100g, Grasas: 1.6g

35.   Jugo de Banana y Damasco

Ingredientes:

1 banana grande, en rodajas

1 taza damascos, en trozos

1 pepino grande, en rodajas

1 taza espinaca fresca, en trozos

½ taza de brócoli crudo, en trozos

½ taza de agua de coco pura

Preparación:

Pelar la banana y cortarla en rodajas. Dejar a un lado.

Lavar los damascos y cortarlos por la mitad. Remover el carozo y trozar. Dejar a un lado.

Lavar el pepino y cortarlo en rodajas gruesas. Dejar a un lado.

Combinar la espinaca y brócoli en un colador y lavar bajo agua fría. Colar y trozar. Dejar a un lado.

Combinar la banana, damascos, pepino, espinaca y brócoli en una juguera. Pulsar. Transferir a un vaso y añadir el agua de coco.

Agregar hielo y servir inmediatamente.

Información nutricional por porción: Kcal: 218, Proteínas: 10g, Carbohidratos: 64g, Grasas: 1.9g

36.   Jugo de Menta y Arándanos Agrios

Ingredientes:

1 cucharada de menta fresca, picada

1 taza arándanos agrios frescos

2 tazas cerezas, sin carozo

1 taza puerro, en trozos

1 cucharada de jarabe de arce

Preparación:

Lavar los arándanos agrios bajo agua fría y dejar a un lado.

Lavar las cerezas bajo agua fría. Colar y cortar por la mitad. Remover los carozos y dejar a un lado.

Lavar y trozar el puerro. Dejar a un lado.

Combinar las cerezas, puerro, arándanos agrios y menta en una juguera, y pulsar.

Transferir a vasos y añadir la miel.

Agregar hielo y servir.

Información nutricional por porción: Kcal: 248, Proteínas: 5g, Carbohidratos: 75.5g, Grasas: 1g

37.　　Jugo de Frambuesa y Repollo

Ingredientes:

1 taza frambuesas

1 taza repollo morado, en trozos

1 taza papaya, en trozos

1 cucharadita de jengibre molido

1 cucharadita de miel

Preparación:

Lavar las frambuesas bajo agua fría. Colar y dejar a un lado.

Lavar y trozar el repollo. Dejar a un lado.

Pelar la papaya y cortarla por la mitad. Remover las semillas y pulpa. Trozar y dejar a un lado.

Combinar las frambuesas, repollo y papaya en una juguera, y pulsar.

Transferir a vasos y añadir el jengibre y miel.

Agregar cubos de hielo y servir inmediatamente.

Información nutricional por porción: Kcal: 172, Proteínas: 4.3g, Carbohidratos: 54.2g, Grasas: 0.7g

38. Jugo de Rábano Y Acelga

Ingredientes:

1 rábano grande, en trozos

1 taza Acelga, en trozos

1 gajo grande de melón dulce

1 taza espárragos, en trozos

1 taza palta, en trozos

¼ taza agua de coco

Preparación:

Lavar el rábano y recortar las partes verdes. Trozar y dejar a un lado.

Lavar la acelga y trozar. Dejar a un lado.

Cortar el melón por la mitad. Remover las semillas, cortar un gajo grande y pelarlo. Trozar y poner en un tazón. Reservar el resto en la nevera.

Lavar los espárragos y recortar las puntas. Dejar a un lado.

Pelar la palta y cortarla por la mitad. Remover el carozo y trozar. Dejar a un lado.

Combinar el rábano, acelga, melón, espárragos y palta en una juguera. Pulsar.

Transferir a vasos y refrigerar 10 minutos antes de servir.

Información nutricional por porción: Kcal: 275, Proteínas: 8g, Carbohidratos: 35.2g, Grasas: 21.9g

39.   Jugo de Apio y Remolacha

Ingredientes:

1 taza de apio, en trozos

1 taza de remolacha, en rodajas

1 taza de verdes de remolacha, en trozos

1 taza de zapallo calabaza, en rodajas

1 taza de semillas de granada

1 cucharada de miel

Preparación:

Lavar y trozar el apio. Dejar a un lado.

Lavar la remolacha. Trozar y dejar a un lado.

Lavar el zapallo calabaza y cortarlo por la mitad. Remover las semillas, trozar y dejar a un lado. Reservar el resto en la nevera.

Cortar la parte superior de la granada y deslizar hacia las membranas blancas. Remover las semillas a un vaso medidor y dejar a un lado.

Combinar el apio, remolacha, verdes de remolacha y semillas de granada en una juguera.

Transferir a vasos y añadir la miel.

Agregar hielo y servir inmediatamente.

Información nutricional por porción: Kcal: 132, Proteínas: 6.4g, Carbohidratos: 48.8g, Grasas: 1.8g

40.   Jugo de Tomate y Acelga

Ingredientes:

1 tomate grande, en trozos

1 taza de Acelga, en trozos

1 taza de espárragos, recortados

1 taza de Brotes de Bruselas, recortados

1 pepino grande, en rodajas

Preparación:

Lavar el tomate y ponerlo en un tazón. Cortar en cuartos y reservar el jugo.

Lavar la acelga bajo agua fría. Colar y dejar a un lado.

Lavar los espárragos y recortar las puntas. Trozar y dejar a un lado.

Lavar los brotes de Bruselas y recortar las capas externas. Cortar por la mitad y dejar a un lado.

Lavar el pepino y cortarlo en rodajas gruesas. Dejar a un lado.

Combinar el tomate, acelga, espárragos, brotes de Bruselas y pepino en una juguera. Pulsar.

Transferir a vasos y añadir hielo antes de servir.

Información nutricional por porción: Kcal: 109, Proteínas: 10.1g, Carbohidratos: 32.4g, Grasas: 1.2g

41.   Jugo de Palta y Pepino

Ingredientes:

1 tomate grande, en trozos

1 taza palta, en trozos

1 pepino grande, en rodajas

1 taza de albahaca fresca, en trozos

Preparación:

Pelar la palta y cortarla por la mitad. Remover el carozo y trozar. Rellenar un vaso medidor y reservar el resto en la nevera.

Lavar el pepino y cortarlo en rodajas gruesas. Dejar a un lado.

Lavar el tomate y ponerlo en un tazón. Cortar en cuartos y reservar el jugo.

Lavar y trozar la albahaca. Dejar a un lado.

Combinar el tomate, palta, pepino y albahaca en una juguera, y pulsar.

Transferir a vasos y añadir hielo antes de servir.

Información nutricional por porción: Kcal: 240, Proteínas: 3.1g, Carbohidratos: 75.1g, Grasas: 0.9g

42.   Jugo de Sandía y Menta

Ingredientes:

1 taza de sandía, en trozos

1 banana grande, en rodajas

1 durazno grande, sin carozo y por la mitad

1 manzana Fuji grande, sin centro

3 cucharadas de menta fresca, en trozos

Preparación:

Cortar la sandía por la mitad. Para dos tazas necesitará dos gajos grandes. Pelarlos y trozarlos. Remover las semillas y dejar a un lado. Reservar el resto en la nevera.

Pelar la banana y cortarla en rodajas. Dejar a un lado.

Lavar el durazno y cortarlo por la mitad. Remover el carozo y trozar. Dejar a un lado.

Lavar la manzana y remover el centro. Trozar y dejar a un lado.

Combinar la sandía, banana, durazno y manzana en una juguera, y pulsar.

Transferir a vasos y decorar con menta fresca. Agregar hielo antes de servir.

Información nutricional por porción: Kcal: 269, Proteínas: 5.3g, Carbohidratos: 78.5g, Grasas: 1.3g

43.   Jugo de Palta y Lechuga

Ingredientes:

1 taza de palta, en rodajas

3 tazas lechuga de hoja roja, en trozos

1 manzana Fuji grande, en trozos

½ taza agua de coco

1 cucharadita de miel líquida

Preparación:

Pelar la palta y cortarla por la mitad. Remover el carozo y trozar. Rellenar un vaso medidor y reservar el resto en la nevera.

Lavar y trozar la lechuga. Dejar a un lado.

Lavar la manzana y remover el centro. Trozar y dejar a un lado.

Combinar la palta, lechuga y naranja en una juguera, y pulsar.

Transferir a vasos y refrigerar 5 minutos antes de servir.

Información nutricional por porción: Kcal: 240, Proteínas: 4.9g, Carbohidratos: 25.6g, Grasas: 21.7g

44.   Jugo de Brócoli y Brotes de Bruselas

Ingredientes:

1 taza de brócoli, en trozos

1 taza de Brotes de Bruselas, en trozos

1 taza de zanahorias, en rodajas

1 taza de verdes de nabo, en trozos

2 manzanas dulces, en trozos, en trozos

1 cucharada de miel

¼ taza agua de coco

Preparación:

Lavar el brócoli y trozarlo. Dejar a un lado.

Lavar los brotes de Bruselas y recortar las capas externas. Cortarlos por la mitad y dejar a un lado.

Lavar las zanahorias y cortarlas en rodajas gruesas. Dejar a un lado.

Lavar y trozar los verdes de nabo. Dejar a un lado.

Lavar las manzanas y cortarlas por la mitad. Remover el centro y trozar. Dejar a un lado.

Combinar el brócoli, brotes de Bruselas, zanahorias, verdes de nabo y manzanas en una juguera, y pulsar.

Transferir a vasos y añadir la miel y agua de coco. Agregar algunos cubos de hielo antes de servir, o refrigerar 5 minutos.

Información nutricional por porción: Kcal: 367, Proteínas: 14.47g, Carbohidratos: 116g, Grasas: 1.9g

45.　　Jugo de Moras y Banana

Ingredientes:

1 taza de moras, frescas

1 banana grande, sin piel

2 tazas sandía, sin semillas

½ taza de agua de coco pura, sin endulzar

1 cucharada de miel

Preparación:

Lavar las moras bajo agua fría y dejar a un lado.

Pelar la banana y cortarla en rodajas. Dejar a un lado.

Cortar la sandía por la mitad. Cortar y pelar dos gajos. Trozar y remover las semillas. Dejar a un lado.

Combinar las moras, banana y sandía en una juguera, y pulsar.

Transferir a vasos y añadir el agua de coco y miel.

Refrigerar 5 minutos antes de servir.

Información nutricional por porción: Kcal: 264, Proteínas: 7.2g, Carbohidratos: 78.6g, Grasas: 1.7g

46.   Jugo de Chía

Ingredientes:

1 pepino grande, en rodajas

1 manzana Granny Smith mediana, sin centro

1 banana grande, en rodajas

1 cucharada de semillas de chía

2 onzas de agua

Preparación:

Lavar el pepino y cortarlo en rodajas gruesas. Dejar a un lado.

Lavar la manzana y cortarla por la mitad. Remover el centro y trozar. Dejar a un lado.

Pelar la banana y cortarla en rodajas. Dejar a un lado.

Combinar el pepino, manzana y banana en una juguera, y pulsar.

Transferir a vasos y añadir las semillas de chía.

Agregar algunos cubos de hielo y refrigerar 10 minutos antes de servir.

Añadir el agua y servir.

Información nutricional por porción: Kcal: 186, Proteínas: 6.2g, Carbohidratos: 41.4g, Grasas: 5g

47.   Jugo de Chirivías y Brócoli

Ingredientes:

1 taza chirivías, recortadas

1 taza brócoli fresco

1 taza melón dulce, en trozos

1 taza Brotes de Bruselas, recortados

1 manzana roja deliciosa mediana, sin centro

2 onzas agua

Preparación:

Cortar el melón dulce por la mitad. Remover las semillas, cortar un gajo y pelarlo. Trozar y poner en un tazón. Reservar el resto en la nevera.

Lavar los brotes de Bruselas y recortar las hojas externas. Cortarlos por la mitad y dejar a un lado.

Lavar las chirivías y cortar en rodajas gruesas. Rellenar un vaso medidor y reservar el resto para otro jugo. Dejar a un lado.

Lavar y trozar el brócoli. Dejar a un lado.

Lavar la manzana y remover el centro. Trozar y dejar a un lado.

Combinar las chirivías, brócoli, melón, brotes de Bruselas y manzana en una juguera. Pulsar.

Transferir a un vaso y añadir el agua. Agregar hielo y servir.

Información nutricional por porción: Kcal: 251, Proteínas: 8.7g, Carbohidratos: 75.1g, Grasas: 1.5g

48.   Jugo de Cantalupo y Rábano

Ingredientes:

1 taza de cantalupo, en cubos

2 rábanos medianos, recortados

1 nudo de jengibre, 1 pulgada

2 cucharadita de jarabe de arce

2 onzas agua

Preparación:

Cortar el cantalupo por la mitad. Remover las semillas y pulpa. Necesitará un gajo grande. Cortarlo y pelarlo. Trozar y dejar a un lado. Reservar el resto en la nevera.

Lavar los rábanos y recortar las partes verdes. Trozar y dejar a un lado.

Pelar el jengibre y dejar a un lado.

Combinar el cantalupo, rábanos y jengibre en una juguera. Transferir a vasos y añadir la miel y agua.

Agregar hielo o refrigerar 5 minutos antes de servir.

Información nutricional por porción: Kcal: 250, Proteínas: 4.9g, Carbohidratos: 74.3g, Grasas: 0.8g

49.   Jugo de Papaya y Zanahoria

Ingredientes:

1 papaya grande, sin semillas y sin piel

2 zanahorias grandes, en rodajas

1 banana grande, en rodajas

2 onzas agua de coco

Preparación:

Pelar la papaya y cortarla por la mitad. Remover las semillas y pulpa. Trozar y dejar a un lado.

Lavar las zanahorias y cortarlas en rodajas gruesas. Dejar a un lado.

Pelar la banana y cortarla en rodajas. Dejar a un lado.

Combinar la papaya, zanahorias y banana en una juguera, y pulsar.

Transferir a un vaso y añadir el agua de coco. Agregar hielo o refrigerar antes de servir

Información nutricional por porción: Kcal: 347, Proteínas: 5.2g, Carbohidratos: 119g, Grasas: 2.4g

50.   Jugo de Puerro y Banana

Ingredientes:

1 taza sandía, sin semillas

1 taza berro

2 puerros grandes, en rodajas

1 banana grande, en rodajas

1 taza verdes de remolacha, en trozos

2 onzas agua

Preparación:

Lavar los puerros y trozarlos. Dejar a un lado.

Pelar la banana y cortarla en rodajas. Dejar a un lado.

Cortar la sandía por la mitad. Para dos tazas necesitará dos gajos grandes. Pelarlos y trozarlos. Remover las semillas y dejar a un lado. Reservar el resto en la nevera.

Lavar el berro y verdes de remolacha bajo agua fría, y trozar. Dejar a un lado.

Combinar el puerro, banana, sandía, berro y verdes de remolacha en una juguera, y pulsar.

Transferir a un vaso y añadir el agua. Agregar hielo y servir inmediatamente.

Información nutricional por porción: Kcal: 156, Proteínas: 5.9g, Carbohidratos: 44.2g, Grasas: 1.1g

51.   Jugo de Manzana y Espinaca

Ingredientes:

1 taza Manzana Granny Smith, en cubos

1 taza espinaca fresca, en trozos

1 pepino grande, en rodajas

1 nudo de jengibre, 1 pulgada

Preparación:

Pelar la manzana y cortarla por la mitad. Remover el centro y cortar en cubos. Rellenar un vaso medidor y reservar el resto en la nevera.

Lavar la espinaca bajo agua fría y romper con las manos. Dejar a un lado.

Lavar el pepino y cortarlo en rodajas gruesas. Dejar a un lado.

Pelar el jengibre y dejar a un lado.

Combinar la manzana, espinaca, pepino y jengibre en una juguera. Pulsar.

Transferir a vasos y añadir el agua. Refrigerar 15 minutos antes de servir.

Información nutricional por porción: Kcal: 190, Proteínas: 13.8g, Carbohidratos: 51.1g, Grasas: 1.7g

52.   Jugo de Delicata y Pimiento

Ingredientes:

1 taza de calabaza delicata, en cubos

1 pimiento amarillo grande, sin semillas

1 manzana grande, sin centro y en trozos

1 rama de romero pequeña

Preparación:

Pelar la calabaza y cortarla por la mitad. Remover las semillas, cortar un gajo y pelarlo. Trozar y rellenar un vaso medidor. Reservar el resto en la nevera.

Lavar el pimiento y cortarlo por la mitad. Remover las semillas y trozar. Dejar a un lado.

Lavar la manzana y cortarla por la mitad. Remover el centro y trozar. Dejar a un lado.

Combinar la calabaza, pimiento y manzana en una juguera, y pulsar. Transferir a un vaso y rociar con romero a gusto.

Refrigerar 10 minutos antes de servir.

Información nutricional por porción: Kcal: 149, Proteínas: 4.9g, Carbohidratos: 44.6g, Grasas: 0.7g

53.   Jugo de Remolacha y Zanahoria

Ingredientes:

1 remolacha grande, recortada

1 zanahoria grande, en rodajas

1 taza repollo morado en trozos

1 taza espinaca fresca, en trozos

1 cucharadita de néctar de agave

Preparación:

Lavar la remolacha y recortar las partes verdes. Trozar y dejar a un lado.

Lavar y pelar la zanahoria. Cortar en rodajas gruesas y dejar a un lado.

Lavar el repollo y espinaca bajo agua fría. Colar y trozar. Dejar a un lado.

Combinar la remolacha, zanahoria, repollo y espinaca en una juguera. Pulsar.

Transferir a vasos y añadir el néctar de agave. Agregar algunos cubos de hielo y servir inmediatamente.

Información nutricional por porción: Kcal: 205, Proteínas: 5g, Carbohidratos: 62.1g, Grasas: 0.7g

54.   Jugo de Pera y Brócoli

Ingredientes:

1 pera grande, sin centro

1 taza de brócoli fresco, en trozos

1 calabacín mediano

1 taza hinojo, en trozos

1 rodaja pequeña de jengibre

Preparación:

Pelar el calabacín y cortarlo por la mitad. Remover las semillas y trozar. Dejar a un lado.

Lavar la pera y remover el centro. Trozar y dejar a un lado.

Lavar y trozar el brócoli. Dejar a un lado.

Recortar las hojas externas del hinojo, trozar y rellenar un vaso medidor. Reservar el resto en la nevera.

Pelar el jengibre y dejar a un lado.

Combinar el calabacín, pera, brócoli, hinojo y jengibre en una juguera. Pulsar. Transferir a vasos y añadir hielo antes de servir.

Información nutricional por porción: Kcal: 195, Proteínas: 8.7g, Carbohidratos: 64.5g, Grasas: 1.8g

55.   Jugo de Acelga y Lechuga

Ingredientes:

1 taza Acelga, en trozos

1 taza Lechuga iceberg, en trozos

1 taza verdes de ensalada, en trozos

1 taza Lechuga romana, en trozos

1 pepino grande, en rodajas

2 onzas agua

Preparación:

Combinar la acelga, lechuga iceberg, verdes de ensalada y lechuga romana en un colador. Lavar bajo agua fría, colar y trozar. Dejar a un lado.

Lavar el pepino y cortarlo en rodajas gruesas. Dejar a un lado.

Pelar la naranja y dividirla en gajos. Dejar a un lado.

Pelar el limón y cortarlo por la mitad. Dejar a un lado.

Combinar la acelga, lechuga, verdes de ensalada y pepino en una juguera. Pulsar.

Transferir a vasos y añadir el agua.

Agregar hielo y servir inmediatamente.

Información nutricional por porción: Kcal: 136, Proteínas: 7g, Carbohidratos: 43.4g, Grasas: 1.2g

56.   Jugo de Damasco y Zanahoria

Ingredientes:

1 taza damascos, sin carozo y por la mitad

1 zanahoria grande, en rodajas

1 manzana verde mediana, sin centro

1 cucharada de miel líquida

2 onzas agua

Preparación:

Lavar los damascos y cortarlos por la mitad. Remover los carozos y rellenar un vaso medidor. Reservar el resto en la nevera. Dejar a un lado.

Lavar la zanahoria y cortarla en rodajas gruesas. Dejar a un lado.

Lavar la manzana y remover el centro. Trozar y dejar a un lado.

Combinar los damascos, zanahoria y manzana en una juguera, y pulsar.

Transferir a vasos y añadir la miel líquida y agua.

Refrigerar 10 minutos antes de servir.

Información nutricional por porción: Kcal: 243, Proteínas: 4.2g, Carbohidratos: 69.3g, Grasas: 1.3g

57. Jugo de Rábano y Col Rizada

Ingredientes:

1 rábano grande, en trozos

1 taza col rizada fresca, en trozos

1 taza remolacha, recortada y en trozos

1 pepino grande, en rodajas

Preparación:

Lavar el rábano y recortar las partes verdes. Trozar y dejar a un lado.

Lavar la col rizada bajo agua fría. Colar y trozar. Dejar a un lado.

Lavar la remolacha y recortar las partes verdes. Trozar y dejar a un lado.

Lavar el pepino y cortarlo en rodajas gruesas. Dejar a un lado.

Combinar el rábano, remolacha y pepino en una juguera, y pulsar.

Transferir a vasos y añadir hielo antes de servir.

Información nutricional por porción: Kcal: 174, Proteínas: 8.8g, Carbohidratos: 51.7g, Grasas: 1.4g

OTROS TITULOS DE ESTE AUTOR

70 Recetas De Comidas Efectivas Para Prevenir Y Resolver Sus Problemas De Sobrepeso: Queme Calorías Rápido Usando Dietas Apropiadas y Nutrición Inteligente

Por Joe Correa CSN

48 Recetas De Comidas Para Eliminar El Acné: ¡El Camino Rápido y Natural Para Reparar Sus Problemas de Acné En 10 Días O Menos!

Por Joe Correa CSN

41 Recetas De Comidas Para Prevenir el Alzheimer: ¡Reduzca El Riesgo de Contraer La Enfermedad de Alzheimer De Forma Natural!

Por Joe Correa CSN

70 Recetas De Comidas Efectivas Para El Cáncer De Mama: Prevenga Y Combata El Cáncer De Mama Con una Nutrición Inteligente y Alimentos Poderosos

Por Joe Correa CSN

www.ingramcontent.com/pod-product-compliance
Lightning Source LLC
Chambersburg PA
CBHW030255030426
42336CB00009B/393